Elisa Lucchetti
Liliana Tirimbelli

Sostenere l'innovazione in onco-ematologia ottimizzando le risorse

AF141871

Elisa Lucchetti
Liliana Tirimbelli

Sostenere l'innovazione in onco-ematologia ottimizzando le risorse

Strategie in un laboratorio di galenica clinica oncologica

Edizioni Accademiche Italiane

Impressum / Stampa

Bibliografische Information der Deutschen Nationalbibliothek: Die Deutsche Nationalbibliothek verzeichnet diese Publikation in der Deutschen Nationalbibliografie; detaillierte bibliografische Daten sind im Internet über http://dnb.d-nb.de abrufbar.
Alle in diesem Buch genannten Marken und Produktnamen unterliegen warenzeichen-, marken- oder patentrechtlichem Schutz bzw. sind Warenzeichen oder eingetragene Warenzeichen der jeweiligen Inhaber. Die Wiedergabe von Marken, Produktnamen, Gebrauchsnamen, Handelsnamen, Warenbezeichnungen u.s.w. in diesem Werk berechtigt auch ohne besondere Kennzeichnung nicht zu der Annahme, dass solche Namen im Sinne der Warenzeichen- und Markenschutzgesetzgebung als frei zu betrachten wären und daher von jedermann benutzt werden dürften.

Informazione bibliografica pubblicata da Deutsche Nationalbibliothek (Biblioteca Nazionale Tedesca): la Deutsche Nationalbibliothek novera questa pubblicazione su Deutsche Nationalbibliografie. Dati bibliografici più dettagliati sono disponibili in internet al sito web http://dnb.d-nb.de.
Tutti i nomi di marchi e di prodotti riportati in questo libro sono protetti dalla normativa sul diritto d'Autore e dalla normativa a tutela dei marchi. Questi appartengono esclusivamente ai legittimi proprietari. L'uso di nomi di marchi, di nomi di prodotti, di nomi famosi, di nomi commerciali, di descrizioni dei prodotti, ecc. anche se trovati senza un particolare contrassegno in queste pubblicazioni, sono considerati violazione del diritto d'autore e pertanto non possono essere utilizzati da chiunque.

Coverbild / Immagine di copertina: www.ingimage.com

Verlag / Editore:
Edizioni Accademiche Italiane
ist ein Imprint der / è un marchio di
OmniScriptum GmbH & Co. KG
Heinrich-Böcking-Str. 6-8, 66121 Saarbrücken, Deutschland / Germania
Email / Posta Elettronica: info@edizioni-ai.com

Herstellung: siehe letzte Seite /
Pubblicato: vedi ultima pagina
ISBN: 978-3-639-77205-0

Zugl. / Approved by: Roma, Università degli Studi "La Sapienza",2010

Qual è il segreto della Qualità ?

Mi chiederete.

Molto sinceramente, è l'amore ......

amore per la conoscenza,

amore per l'uomo,

amore per Dio

Avedis Donabedian (1999)

Indice

Introduzione

"Un nuovo trattamento è realmente innovativo quando offre al paziente benefici maggiori rispetto alle opzioni precedentemente disponibili in termini di efficienza, sicurezza e convenienza", dichiarazione dell'ISDB (International Society Drugs Bulletins) sull'innovazione nel campo dei medicinali.

L'avanzare, negli ultimi trenta anni, di nuove tecnologie, di biomateriali, di tecniche chirurgiche, di tecnologie *hardware* e *software* ha incrementato lo sviluppo della medicina con migliori risultati in termini di capacità diagnostica e di efficacia terapeutica.

Il proliferare di pubblicazioni scientifiche e di conseguenza l'utilizzo di nuove molecole, meno tossiche, più efficaci ma molto più costose ha comportato e comporterà in un breve futuro un aumento considerevole della spesa farmaceutica.

Soprattutto in oncologia e in ematologia, due branche della medicina in continua evoluzione, l'introduzione di nuove tecnologie e di nuovi trattamenti terapeutici offre rilevanti opportunità nel trattamento del tumore ma anche crescenti risorse finanziarie da allocare per l'innovazione.

La disponibilità di terapie innovative, però, non significa dover abbandonare i vecchi protocolli ancora validi ma che la scelta terapeutica sia il frutto di una selezione accurata dei pazienti e di una attenta valutazione farmaco- economica rivolta ad evitare sprechi ed inappropriatezze.

Anche le note limitative dell'Agenzia Italiana del Farmaco (AIFA) puntualizzano l'importanza della appropriatezza prescrittiva e, anche se pensate come strumento di governo della spesa farmaceutica, sono pian piano diventate un mezzo per assicurare il giusto impiego dei medicinali, orientando, in alcuni casi, le scelte terapeutiche a favore di molecole più efficaci e sperimentate, ispirandosi ai criteri della medicina basata sulle prove di efficacia. (*Evidence Based Medicine*)

La funzione principale delle note AIFA è, infatti, assicurare il giusto impiego dei medicinali e contribuire al governo della spesa farmaceutica pubblica.

Un ulteriore mezzo di controllo è rappresentato dal registro informatico dei farmaci oncologici ,che nasce come strumento di lavoro condiviso da oncologi, farmacisti, aziende farmaceutiche ed ente regolatorio con l'obbiettivo di garantire l'uso appropriato dei nuovi farmaci che sicuramente per alcuni tumori si sono dimostrati vincenti anche con miglioramento della qualità di vita del paziente.

Se si esaminano i dati della spesa farmaceutica ospedaliera si può rilevare che la spesa per i medicinali oncologici è nell'ordine del 32% comprendendo in questo dato anche medicinali non antitumorali, come farmaci antirigetto o per l'artrite reumatoide.

La spesa reale, pertanto, esclusi questi ultimi, risulta influire del 18,2%. Se si volesse considerare solo la spesa per i nuovi farmaci oncologici, i cosiddetti farmaci intelligenti o *targeted therapies*, la quota scenderebbe al 7-8%.

In Europa l'accesso dei nuovi farmaci oncologici per carcinoma mammario, colon-rettale, tumore al polmone non a piccole cellule, linfoma non Hodgkin, leucemia mieloide cronica e metastasi ossee è ancora diverso tra le varie nazioni ed uno studio europeo ha evidenziato la varietà da paese a paese non solo verso la possibilità di usufruire dei farmaci oncologici ma in particolare in termini di diffusione e velocità nell'adozione delle innovazioni in questo campo (Fig.1).

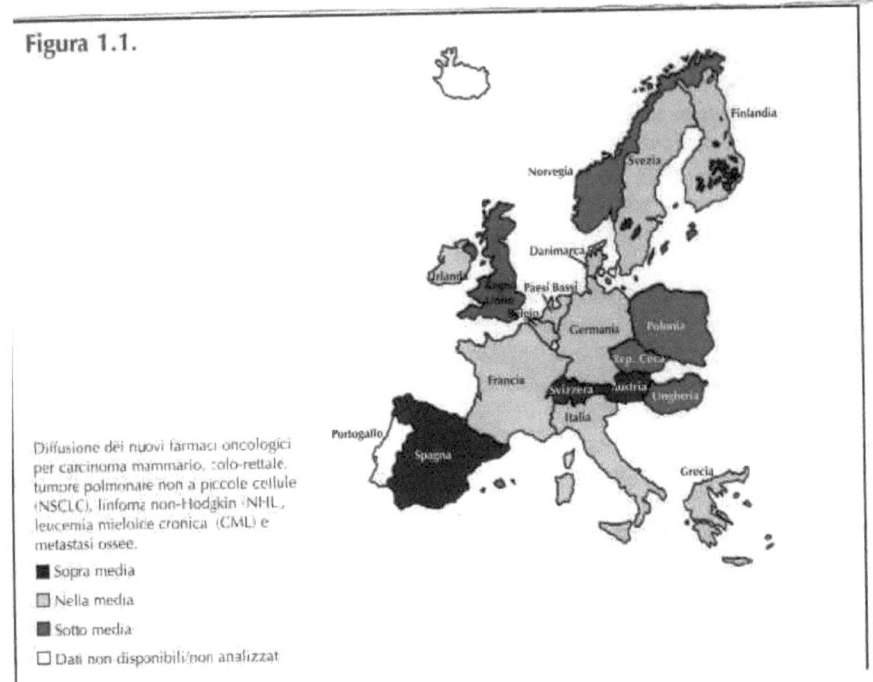

Figura 1.1.

Diffusione dei nuovi farmaci oncologici per carcinoma mammario, colo-rettale, tumore polmonare non a piccole cellule (NSCLC), linfoma non-Hodgkin (NHL), leucemia mieloide cronica (CML) e metastasi ossee.

■ Sopra media
▢ Nella media
■ Sotto media
☐ Dati non disponibili/non analizzat

4

La ricerca sul cancro negli ultimi anni ha investito molto (34 % + 56,3% di studi no profit) ma essa rappresenta solo un primo passo poiché l'iter per l'approvazione a livello europeo tramite "Procedura Centralizzata" gestita dal *Committee for Medicinal Products for Human Use* (CHMP) dell'EMEA (*European Medicines Agency*) è lunga e complessa e finalizzata a valutare la sicurezza, l'efficacia clinica e la qualità della nuova molecola. Il tempo medio per l'approvazione oggi è di circa 290 (contro i 460 di prima) giorni e sebbene la UE preveda un periodo massimo di 180 giorni per rendere disponibili i nuovi farmaci nei mercati nazionali non sempre ciò viene rispettato. L'ostacolo del loro aspetto economico e la valutazione della loro rimborsabilità sono sempre più oggetto di dibattito. I vincoli di *budget* sono uno dei principali ostacoli all'accesso di questi farmaci.

E' quindi necessario e possibile spendere meglio senza però pregiudicare la qualità delle prestazioni intervenendo sulla programmazione dei servizi, sulla capacità di governare le innovazioni tecnologiche e terapeutiche, sulla valutazione della qualità ma anche sulla razionalizzazione degli acquisti e sul controllo continuo dell'efficienza gestionale.

Il problema non è la spesa eccessiva, ma la Qualità dei servizi offerti.

Le nuove terapie dovrebbero assicurare riduzione della mortalità, innalzamento della qualità di vita del paziente quindi risultati migliori e nuove aspettative per i malati affetti da tumore ma gli alti costi pongono agli utilizzatori dei crescenti obblighi di tipo etico e clinico, di un costante monitoraggio dei risultati ottenuti e di una ottimale gestione delle risorse a disposizione.

Negli ultimi anni, pertanto, "gestione delle risorse" e "gestione dell'innovazione" sono diventate parole chiave per gli oncologi e per gli ematologi poiché la patologia del tumore è in continuo aumento e in continuo aumento sono i pazienti che cronicizzato la malattia.

Il tumore, infatti, sta diventando una malattia cronica per la quale esistono trattamenti ancora non risolutivi e, pertanto, diventa sempre più attuale la necessità di cercare le risorse per poter somministrare al paziente <u>la terapia più efficace e sicura.</u>

Ma l'unica soluzione è quella di ottenere più risorse? Sicuramente no. E' importante invece pensare di riorganizzare l'assistenza in modo da trovare, almeno in parte, queste risorse con l'eliminazione degli sprechi, con una profonda riflessione e con l'apertura verso formule nuove non di medicinali ma di *organizzazione*. E' ora di riorganizzare le risorse che si hanno a disposizione investendo in campo sanitario sulla cultura degli aspetti gestionali e organizzativi.

Nel processo di allocazione delle risorse si può ipotizzare che l'applicazione della *"Clinical Governance"* ci permetterà di liberare tali risorse da destinare all'innovazione.

Dal Sole 24 ore Sanità n° 21, dell'1-7 giugno 2004

Appropriatezza "strabica": si guarda soltanto agli sprechi.

"Il concetto di "appropriatezza di utilizzo degli interventi sanitari" è stato l'elemento qualitativo più ambito e richiesto nei piani sanitari nazionali dal 1998 in poi, compreso quello del 2003-2005. L'appropriatezza si riferisce non solo al rispetto di standard di tipo clinico, ma anche di quello economico: due dimensioni sempre più utilizzate in forma integrata per la stesura di linee guida diagnostiche e terapeutiche da parte di associazioni mediche e enti sanitari.

L'appropriatezza si delinea così come una caratteristica sintetica degli interventi sanitari capace di integrare efficacia, efficienza ed opportunità. In questa ricerca di appropriatezza dichiarata ed auspicata, ma mai realizzata nella maggior parte delle realtà sanitarie vi è però uno strabismo di fondo, la tendenza di vedere solo l'uso eccessivo o il cattivo utilizzo degli interventi sanitari, mai il loro sottoutilizzo. Questo aspetto, definito nel rapporto Sanità 2004 della Fondazione Smith Kline L'appropriatezza in sanità: uno strumento per migliorare la pratica clinica) come "appropriatezza inversa" rappresenta una delle barriere nascoste per il miglioramento della qualità dell'assistenza. E' necessario progredire nella cultura dell'appropriatezza, che deve diventare capacità di razionalizzare e non razionare gli interventi sanitari, avviandosi sempre più al concetto di "Governo Clinico", unica strada per ottimizzare l'utilizzo delle risorse in sanità".

Ma che cosa si intende per Governo Clinico? Con il termine "Governo Clinico", importato dall'anglosassone *Clinical Governance*, si intende più comunemente un programma di gestione e miglioramento della qualità e dell'efficienza di una attività , generalmente operata a livello di Dipartimento di una Azienda Ospedaliera; ovvero *"strategia mediante la quale le organizzazioni* sanitarie si rendono responsabili del miglioramento continuo della qualità dell'assistenza e del raggiungimentomantenimento di elevati livelli di prestazioni, creando un ambiente che favorisca l'eccellenza professionale".[1]

Il programma non può prescindere da una sistematica azione di aggiornamento del personale sanitario e da un sistematico sostegno della cultura della Qualità. I vantaggi di un buon sistema di governo clinico sono numerosi sia in termini di indicatori sia in termini economici. Si pensi solo ai vantaggi di evitare le conseguenze della non qualità, i cui costi in termini di variabilità dei processi e di errori in medicina possono secondo gli esperti aumentare del 30-40% i costi. La non Qualità genera infatti costi aggiuntivi, mentre la Qualità genera risparmi. Sono proprio i risparmi provocati dalla correzione della non qualità che danno quegli spazi anche economici e consentono di ottenere di più a costi minori e soprattutto di arrivare a scelte diagnostico–terapeutiche efficaci e appropriate.

La promozione della Qualità dell'assistenza risulta, pertanto, essere vincente poiché permette di razionalizzare l'uso delle risorse disponibili e di controllare le innovazioni biomediche.

C'è da puntualizzare che la qualità dell'assistenza non nasce mai spontaneamente e non dipende mai dal lavoro di singoli operatori, ma è essenzialmente il risultato di un lavoro multidisciplinare e di integrazione, scambio di conoscenze scientifiche dalla ricerca clinica alla pratica assistenziale.

Governo Clinico, pertanto, come messa in atto di tecniche e strumenti per affrontare specifici aspetti della qualità assistenziale adottando tecniche di monitoraggio delle *performance* cliniche, di *management* del rischio, di metodologie che caratterizzano la *evidence-based medicine* comprese anche le linee giuda.

La qualità dell'assistenza è quindi il risultato finale di fattori che riassumono le capacità di governo di un sistema sanitario, il grado di razionalità sull'uso delle risorse disponibili, le capacità di controllo delle innovazioni e infine la capacità di indirizzare i comportamenti professionali verso scelte diagnostico-terapeutiche efficaci e appropriate.

---

[1] G. D'Auria, *Il Governo Clinico: il dilemma tra domanda e risposta sanitaria*, Management, ottobre 2006

Obiettivo

L'obbiettivo di questo lavoro, svolto durante il periodo di tirocinio presso la U.O.S.D. Laboratorio di Galenica Clinica dell'Ospedale Sant'Eugenio di Roma, ha la finalità di evidenziare problematiche e possibili strategie da destinare all'innovazione in onco-ematologia applicando i principi della *Clinical Governance* per poter continuare a garantire i bisogni di salute del paziente affetto da tumore.

Materiali e Metodi

Sono stati analizzati i dati documentali relativi all'attività di gestione dei farmaci onco- ematologici presso la UOSD Laboratorio di Galenica Clinica Aziendale della AUSL ROMA C dove ho svolto il periodo di tirocinio.

E' stata utilizzata la seguente metodologia :

• Analisi delle attività di gestione del Laboratorio .

In particolare sono stati revisionati alcuni aspetti della Qualità del Servizio Centralizzato, del Laboratorio di Galenica Clinica, quali l'efficienza e l'efficacia delle attività svolte, valutando le possibili criticità e le eventuali correzioni. L'analisi è stata effettuata tramite attività di benchmarking con altri servizi centralizzati del Lazio e con i clinici per poter, tramite un confronto, identificare altre possibili modalità organizzative volte a migliorare la qualità del servizio offerto;

• Revisione delle procedure interne per l'utilizzo di nuove molecole, si citano come esempio la prescrizione del *MABTHERA* (rituximab), per le terapie endovenose e l'utilizzo del REVLIMID *(lenalidomide),* per le terapie orali, (allegato 11).

E'stata quindi condivisa con i clinici una modulistica appropriata per la richiesta di farmaci antitumorali innovativi e ad alto costo;

• Monitoraggio delle prescrizioni di medicinali utilizzati "off label".

• Adeguamento costante del Prontuario Terapeutico Aziendale (PTA) con l'inserimento sia dei farmaci oncologici ancora non   in PTA sia dei farmaci innovativi tramite una modulistica da inviare, da parte dell'oncologo- ematologo, alla Commissione Terapeutica Aziendale (CTA).

Il modulo per l'inserimento è stato condiviso anche con i clinici;

• Invio di *report* trimestrali alle UU.OO Oncologiche e Ematologiche sul consumo e sulla spesa dei farmaci antitumorali evidenziando ai clinici l'eventuale scostamento dal *budget* aziendale;

• Allestimento in dose unitaria dei farmaci biomolecolari.

Sono stati coinvolti i medici prescrittori, ematologi ed oncologi. Dopo un attenta valutazione si è deciso di provvedere all'allestimento dei medicinali biomolecolari presso il laboratorio di Galenica Clinica non solo per la qualità della preparazione ma per valutare il risparmio economico della terapia se allestita presso il Centro.

• Sorveglianza della qualità d'uso di determinati farmaci oncologici innovativi mediante il "Registro dei Farmaci Oncologici", un registro informatizzato disposto dall'AIFA che consente il monitoraggio in tempo reale di questi nuovi medicinali.

Nel dicembre 2006 l'Ospedale Sant'Eugenio è stato abilitato come struttura ospedaliera ad accedere tramite *password* al Registro Aifa. Dal 1 gennaio 2007 sono stati inseriti sia da parte dei clinici sia da parte della farmacia, per quanto di competenza, i dati relativi sia all'arruolamento del paziente e sia alla somministrazione di quei medicinali oncologici innovativi da monitorare riportati nell'elenco stabilito dall'AIFA;

• Controllo costante del RISCHIO CLINICO tramite il monitoraggio delle prescrizioni relativamente a:

dosaggi;

diluizioni;

stabilità;

conservazione;

appropriatezza della indicazione terapeutica;

• Insieme con i clinici sono state condivise ed adottate le Linee guida in campo onco- ematologico a livello nazionale ed è stato facilitato l'accesso alle informazioni scientifiche primarie e secondarie sulla efficacia degli interventi (*Evidence based medicine*);

• È stata effettuata una ricerca scrupolosa sulla stabilità di ogni singolo medicinale allestito per poter standardizzare le terapie e soprattutto stabilire quali "avanzi" di medicinali poter riutilizzare per altre preparazioni.

Risultati

Le attività di *benchmarking* con altre Unità Centralizzate del Lazio per la gestione dei farmaci antitumorali ha comportato la revisione delle procedure interne del laboratorio (allegato1) soprattutto relativamente alla riorganizzazione delle risorse umane gestite. Sono state effettuate riunioni, con relativo verbale (allegato 2), insieme con il personale assegnato, per migliorare l'efficienza del servizio modificando l'orario di lavoro (dal servizio in H6 si è passati al servizio in H12) e l'orario di consegna di alcune terapie. Ogni settimana viene effettuato l'inventario dei medicinali antitumorali per il ripristino delle eventuali scorte tenendo sempre sotto controllo la spesa ed evitando sprechi inutili e molto costosi.

Il confronto con i clinici ha consentito:

1) per alcuni medicinali ad alto costo e poco stabili, prima dell'allestimento si è chiesta la conferma da parte del servizio richiedente, per poter procedere all'allestimento della terapia;

2) in collaborazione con oncologi, ematologi ed infermieri, è stato possibile standardizzare alcuni trattamenti onco- ematologici soprattutto per le terapie ad alto costo (carcinoma della mammella metastatico e adiuvante con Trastuzumab; mieloma multiplo con Bortezomib).

Questo intervento ha permesso un risparmio di 6000 euro al mese solo per queste molecole.

Tutti i medicinali sia in fiale sia in compresse ad alto costo e quelli innovativi sono stati richiesti solo con la modulistica condivisa (allegato3) permettendo il monitoraggio continuo della spesa e l'eventuale scostamento.

Le prescrizioni di allestimenti di trastuzumab per il carcinoma della mammella metastatico e bortezomib per il mieloma multiplo in seconda linea, in accordo con i clinici, sono inviate al centro correlate della modulistica per l'appropriatezza d'uso (allegato 4.1 e 4.2).

L'adeguamento costante del PTA ha consentito alla Azienda un controllo maggiore dell'impegno di spesa economico relativo a questi farmaci con la possibilità di stabilire a priori il budget.

I farmaci fuori del PTA sono stati richiesti con la opportuna modulistica inviata per la autorizzazione alla Direzione Amministrativa aziendale (allegato 5).

Il monitoraggio delle prescrizioni dei medicinali antitumorali innovativi inseriti nel Registro AIFA ha consentito di gestire tutto il processo relativo alla richiesta, alla dispensazione e all'analisi dei dati di consumo di una classe rilevante di farmaci oncologici per i quali l'AIFA ha previsto tramite una serie di determinazioni, la registrazione di schede-paziente, la verifica della appropriatezza d'uso, l'efficacia degli stessi e per alcune molecole concordate con le Ditte la rimborsabilità del farmaco.

Sono stati pubblicati recentemente i dati elaborati dal Registro Nazionale AIFA che ha coinvolto 412 strutture ospedaliere abilitate, 19480 pazienti registrati dal dicembre 2005 e 17940 i pazienti registrati che risultano eleggibili al trattamento.

Il Registro è risultato essere uno strumento di valutazione di esito clinico, combinando assistenza e ricerca.

Il Rapporto Nazionale fatto da un gruppo multidisciplinare (AIOM, SIFO, CINECA, SIE, SIOG ed altri)[2] è risultato vincente poiché espressione e frutto di competenze diverse ma integrate fra loro.

Sono stati monitorati dal 1 gennaio 2010 al 31 maggio 2010 circa 30 prescrizioni di medicinali di medicinali *off- label*.

L'invio bimestrale dei *report* alle UUOO Onco- Ematologiche relative al consumo e alla spesa dei farmaci antitumorali ha permesso ai clinici un maggior controllo della spesa e agli amministratori l'uso appropriato delle risorse economiche.

L'integrazione dello scostamento è stato relazionato e motivato dalle UU.OO. , con la produzione di documentazione inviata alla Direzione Generale, per poter chiedere alla Regione la necessaria integrazione per assicurare e mantenere l'assistenza ai pazienti.

Un primo rapporto realizzato dalla "Commissione Tecnica sul Rischio Clinico" sulla realtà ospedaliera italiana ha individuato nell'oncologia la seconda specializzazione a più alto rischio di errori.

Il monitoraggio continuo delle prescrizioni da parte del Farmacista che allestisce le terapie onco- ematologiche ha individuato nelle prescrizioni e nell'allestimento delle terapie quanto segue :

---

[2] AIOM, Associazione Italiana di Oncologia Medica; SIFO, Società Italiana dei Farmacisti Ospedalieri; CINECA, Consorzio Interuniversitario senza scopo di lucro formato da 41 Università Italiane; SIE, Società Italiana di Ematologia; SIOG, Società Italiana di Oncologia Ginecologica.

11

1. 80% di errori nella prescrizione (30% diluente errato; 10% dosaggi errati; 40% mancanza di protocolli);
2. 10% di errori nella archiviazione delle prescrizioni;
3. 10% di errori nella compilazione delle etichette.

Con l'introduzione di misure correttive quali una nuova modulistica per la prescrizione (allegato7) e nuove Istruzioni operative (allegato 8) per il personale addetto all'allestimento delle terapie si è riscontrato:
1. 28% di errori nella prescrizione;
2. 1% di errori nella archiviazione delle prescrizioni;
3. 0,5% di errori nella compilazione delle etichette.

Si è ottenuta, pertanto, una notevole riduzione degli errori sia sulla compilazione delle prescrizioni sia sull'archiviazione delle prescrizioni e sia sulla compilazione delle etichette.

L'intervento del farmacista clinico che controlla il preparato prima di essere distribuito ha contribuito fortemente alla riduzione del rischio clinico.

Il lavoro effettuato sulla stabilità dei farmaci oncologici (allegato n. 9) ha comportato un risparmio economico nei primi cinque mesi del 2010 pari a € 66436,18 (allegato n.10).

Conclusioni

In oncologia l'integrazione di un *team* nel quale siano presenti diverse figure professionali rende sicuramente più efficace la cura, più sicuro il trattamento e migliora la qualità di vita del paziente.

La centralizzazione delle attività di allestimento delle terapie oncoematologiche in dose unitaria presso il Laboratorio Galenico ha confermato che le attività svolte dal *Farmacista oncologo* con la sua specifica formazione, sono un risultato di efficienza, efficacia e sicurezza. Esso, infatti, può intervenire in vari momenti della gestione delle terapie e insieme con gli altri professionisti coinvolti può e deve impegnarsi per trovare risorse per rendere la terapia al paziente affetto da tumore **Efficace**, **Equa**, **Economica** ed **Etica**.

Le tecniche e gli strumenti messe in atto hanno permesso di razionalizzare l'utilizzo delle risorse disponibili, di controllare le innovazioni e di individuare i comportamenti dei professionisti sanitari.

L'uso appropriato delle informazioni scientifiche ha confermato come esse siano riferimento fondamentale per le decisioni cliniche per orientare verso una maggiore efficacia e appropriatezza clinica.

Le attività di *benchmarking* sono risultate essere un modo giusto per apprendere, attraverso il confronto con altre istituzioni e altri professionisti, come sia possibile fare *"meglio"*.

Il farmacista può intervenire in ciascuna di queste attività in veste di tecnico ma anche come *mediatore culturale* con i *decision makers* delle politiche sanitarie.

Infine, si può confermare che l'espressione chiave che domina il "Governo Clinico" è sicuramente il *miglioramento continuo della qualità* cioè il risultato di specifiche scelte sanitarie effettuate da gruppi multidisciplinari e integrati fra loro, dalla conoscenza scientifica nella pratica clinica e dalla cultura della responsabilizzazione verso la qualità come dovere istituzionale.

Bibliografia

F. Caprari, G. Cussotto, *Gestire l'innovazione in Sanità: il ruolo degli strumenti che aiutano a ragionare sull'appropriatezza delle cure,* il Sole 24 ore Sanità, giugno 2009

G. Fontana, *La gestione del paziente onco- ematologico tra profilatura genetica e innovazione terapeutica,* ABOUTPHARMA n.71 settembre 2009

M.Boriero, *Le biotecnologie in onco-ematologia: uno sguardo al futuro,* ABOUTPHARMA n.71 settembre 2009

F.Roila, *Strumenti di appropriatezza per i farmaci innovativi: registro oncologico AIFA, MAYA IDEE edizioni, Roma 30 marzo 2009.*

G. D'Auria, *Il Governo Clinico: il dilemma tra domanda e risposta sanitaria,* Management, ottobre 2006

A.A., *Il sistema di gestione per la qualità nei Servizi Farmaceutici: l'applicazione del modello UNI EN ISO 9001:2000 nel contesto della struttura sanitaria* – Edizione Studio EmmEffe 2001

Fabrizio L., *Standard Tecnici delle Farmacie Ospedaliere e dei Servizi Farmaceutici delle Aziende Sanitari,* Il Pensiero Scientifico, Roma -2007

Ballini L. e Liberati A., *Linee-Guida per la Pratica Clinica* Il Pensiero Scientifico Editore, Roma – 2004

Barbarino F., *Capire i processi. Come organizzarli, gestirli e migliorarli,* UNI, 2002

Berti E , Grilli R, *Linee Guida e governo clinico: come riconciliare il mezzo con il fine?* Politiche Sanitarie 2002; 2; 204 – 11.

Bizzarri G., *Il Sistema Qualità ISO 9000 per i Laboratori Clinici,* FrancoAngeli, 1999

Bizzarri G., Plebani M. *"I processi del laboratorio clinico nell'ottica di sistema (ISO 9001:2000) dell'azienda sanitaria"* Franco Angeli, 2004 *Boyle P,Ferlay J.Cancer incidence and mortality in Europe, 2004. AnnOncol 2005; 16: 481-488.*

Burgers JS, Grol R.,Klazinga NS, Makela M,Zaat J.*Towards evidence –based clinical practice: an international survey of 18 clinical guidline program.* Int J Qual Health Care 2003; 15:31-45

*CANCER Mondial. International Agency for Research on Cancer. 2005.Disponibile su: http://www-dep.iarc.fr/*Carolyn Semple Piggot, *Programmazione strategica in sanità*, McGraw-Hill, 2002.

Chakrapani C., *How to Measure Service Quality & Customer Satisfaction. The informal Field Guide for Tools and Techiniques,*

Cicchetti A. *La progettazione organizzativa: principi, strumenti e applicazioni nelle organizzazioni Sanitarie,* Franco Angeli, Milano, 2004.

Cinotti R. *La gestione del rischio nelle organizzazioni sanitarie.* Roma :Il Pensiero Scientifico Editore, 2004.

Dal Negro R., Farina M. *"Il sistema di gestione per la Qualità in Pneumologia: Aspetti applicativi del modello ISO 9001:2000 nell'ottica dell'Azienda Sanitaria"* Springer, 2005 *Europan Cancer Research Managers Forum.First survey of cancer research funding in Europe 2005 Disponibile su http://www.ecrmforum.org/report/index.cfm*

EUROMET 2004. The influence of Economic Evalution Studies on Health Care Decision-Making. A European Study.EberhardtS, Stoklossa C, Craf von der Schulengurg (eds) Ansterdam,The Netherlands: 2005

Favaretti C. , et al. *Dalla medicina alla assistenza sanitaria basata su prove di efficacia: la sfida dell'aziendalizzazione del servizio sanitario italiano,* in A. Liberati ,La medicina basata Sulle prove di efficacia, Il Pensiero Scientifico Editore , Roma

Grilli R.,Taroni F.,*Governo Clinico:governo delle organizzazioni sanitarie e qualità dell'assistenza.* Il Pensiero Scientifico Editore .

Grol R. ,*Improving the quality of medical care.*Building bridges among professional pride,payer profit,patient satisfaction. JAMA 2001;284:2578-85

Handy, Covey, Porter, Prahalad, Hamel, *I nuovi paradigmi del business (Ripensare il Futuro)*, Il Sole 24 Ore, 2002

Ishikawa K., *Guida al controllo di qualità*, 12ª ed., Franco Angeli, Milano, 1995.

Joint Commission on accreditation of healthcare organisations.*Sentinel events policy and procedures . (ON Line) .*Revised Luglio 2002 ,URL : http//www.jcaho.org.

Merli, Biroli, *Organizzazione e gestione per processi*, ISEDI, 1996

Merli, *I nuovi paradigmi del management*, Il Sole 24 ore, 1999

Montefusco R., *Tecniche di gestione degli audit della qualità*, Il Sole 24 Ore Libri, Milano, 1999.

Negro G., *Organizzare la qualità nei servizi. Un modello per l'eccellenza nelle imprese e negli enti di servizi*, Il Sole 24 Ore Libri, Milano, 1996.

Netzer T. The EU Centralized for marketing authorizathion of oncology drugs: an in-depth review of its efficiency. Eur J Cancer. 2006 ;42 (4):446-455

Piccart M, First results from HERA trial. Presented at the annual meeting of the American Society of Clinical Oncology 2005

Pacchi, Berti, Di Stefano, Natalucci, Scarpetta, *Qualità in organizzazioni sanitarie*, FrancoAngeli, 2002

Organisantion for Economic Co-operation and Development.OECD Health data 2005:statistics and indicators for 30 countries 2005. Disponibile su: http//www.oecd.org/document/.htlm

Stancari A., *Lean Thinking: migliorare l'efficienza mantenendo strategie di qualità*, Amministrazione e Finanza 1,2006.Tonchia, Tramonatano, Turchini*, Gestione per processi e Knowledge management*, Il sole 24 ore, 2003

Vasselli S, Filippetti G. , Spizzichino L., *Misurare la performance del Sistema Sanitario.* Il Pensiero Scientifico Editore, Roma - 2005

Vernero S. et al., *Il modello EFQM per l'eccellenza in Sanità: l'esperienza della rete italiana,QA 15 .107 – 115,2004*

N.11 ALLEGATI

Allegato n.1

ALLESTIMENTO TERAPIE ONCOLOGICHE

INDICE:	DISTRIBUITA A:
1 - Campo di applicazione	▪ Direttore del Dipartimento Farmaceutico
2 - Scopo	▪ Rappresentante della Direzione
3 - Documenti di riferimento	▪ R.A.Q. del D.F.
4 - Definizioni e abbreviazioni	▪ Referente per la Qualità :Area H
5 - Modalità Operative	▪ Farmacisti dell'U.O. Laboratorio Galenico Aziendale
6 - Archiviazione	▪ Infermieri Professionali dell'U.O. Laboratorio Galenico Aziendale
7 - Sintesi delle Modifiche	▪ Ausiliari dell'U.O. Laboratorio Galenico Aziendale

Rev. 3	30-12-09	Resp.le Laboratorio	RAQ	D.D.F
Rev. 2	20-12-06	Resp.le	RAQ	D.D.F.
Rev. 1	03-06-04	Resp.le	RAQ	D.D.F.
Rev. 0	01-02-03	Resp.le	RAQ	D.D.F.
Revisione	**Data**	**PREPARATO DA**	**VERIFICATO DA**	**APPROVATO DA**

1. CAMPO DI APPLICAZIONE

Questa procedura si applica per la gestione dell'allestimento centralizzato delle terapie oncologiche condotto nell' U.F.A. - Farmacia Clinica OSE.

2. SCOPO

Lo scopo della presente procedura è di descrivere le modalità operative e le responsabilità per la gestione delle attività relative all'allestimento centralizzato delle terapie oncologiche condotto nell'U.F.A. Farmacia Clinica OSE.

3. DOCUMENTI DI RIFERIMENTO

➢ ISO 9001 *"Sistema di gestione per la qualità – requisiti"* UNI – Milano 2000
➢ Manuale della Qualità del Dipartimento Farmaceutico.
➢ "Documento di linee guida per la sicurezza e la salute dei lavoratori esposti a chemioterapici antiblastici in ambiente sanitario" Provv. 5/8/1999 – GU 236
➢ Decreto Legislativo n.81 /2008
➢ Linee-Guida SIFO "Terapie antiblastiche – Aspetti farmaceutici dell'allestimento" a cura di F. Goffredo
➢ "Norme per la buona fabbricazione e per il controllo di qualità dei medicamenti" - Farmacopea Ufficiale della Repubblica Italiana ultima edizione.
➢ Raccolta delle schede tecniche/informative
➢ Decreto Legislativo 81/2008
➢ "Procedure per una corretta manipolazione di farmaci Chemioterapici Antiblastici" a cura di L.Tirimbelli e P. Nescatelli – Faulding – 2000

4. DEFINIZIONI E ABBREVIAZIONI

I.S.P.E.S.L. Istituto Superiore per la Prevenzione e la Sicurezza del Lavoro
A.I.M.P.L.S. Associazione Italiana di Medicina Preventiva dei Lavoratori della Sanità
F.C.C. Farmaci Citotossici e Citostatici
I.P. Infermieri Professionali
D.M. Dispositivi Medici
D.P.I. Dispositivi di Protezione Individuale
U.F.A. Unità Farmaci Antitumorali
U.O. Unità Operativa

F.U. Farmacopea Ufficiale Vigente

MQ : Manuale Qualità

PR : Procedure

IO : Istruzioni Operative

RAQ : Responsabile Assicurazione Qualità

SIFO: Società Italiana di Farmacia Ospedaliera

S.A.S: Sistema Automatico di Sterilizzazione

D.D.F: Direttore Dipartimento Farmaceutico

R.Q. : Referente Qualità

5. MODALITA' OPERATIVE

L'allestimento centralizzato delle terapie oncologiche viene effettuato presso il locale denominato U.F.A. situato presso la Farmacia Clinica dell'Ospedale S.Eugenio.

Essa è costituita da tre locali distinti e comunicanti tra loro: uno destinato all'allestimento dei farmaci a rischio dotato di due cappe a flusso laminare verticale ove avvengono le manipolazioni dei farmaci, il secondo è un SAS cioè una zona a filtro dove il personale indossa i D.P.I., il terzo, infine è utilizzato per le attività preliminari come controllo delle richieste, preparazione delle etichette, carico e scarico di tutti i prodotti utilizzati nel centro.

I locali sono dotati di impianto di condizionamento centralizzato per il ricambio dell'aria e il controllo della temperatura.

Le attrezzature di supporto delle attività sono:

➢ due cabine a flusso laminare verticale;
➢ frigorifero per la conservazione dei farmaci;
➢ Pc con stampante;
➢ apparecchio telefonico;
➢ apparecchio telefax.

Il servizio dell'U.F.A. svolge il seguente orario:

Dal lunedì al venerdì dalle ore 7.00 alle ore 13.00 ;

Il gioved' dalle ore 7.00 alle ore 19.00 (Turno in H 12);

Il sabato dalle ore 7.00 alle ore 13.00 aperto solo per urgenze terapie onco-ematologiche;

I giorni festivi il personale dell'U.F.A. è reperibile per eventuali urgenze dalle 8,00 alle 20,00.

Il personale assegnato alla U.F.A. è composto dalle seguenti figure professionali:

- Farmacista Responsabile;
- 2 Farmacisti;
- 4 Infermieri Professionali.

5.1 DESCRIZIONE ATTIVITA'

Di seguito si riporta il diagramma di flusso che indica le modalità operative adottate per la gestione delle attività relative all'allestimento centralizzato delle terapie oncologiche.

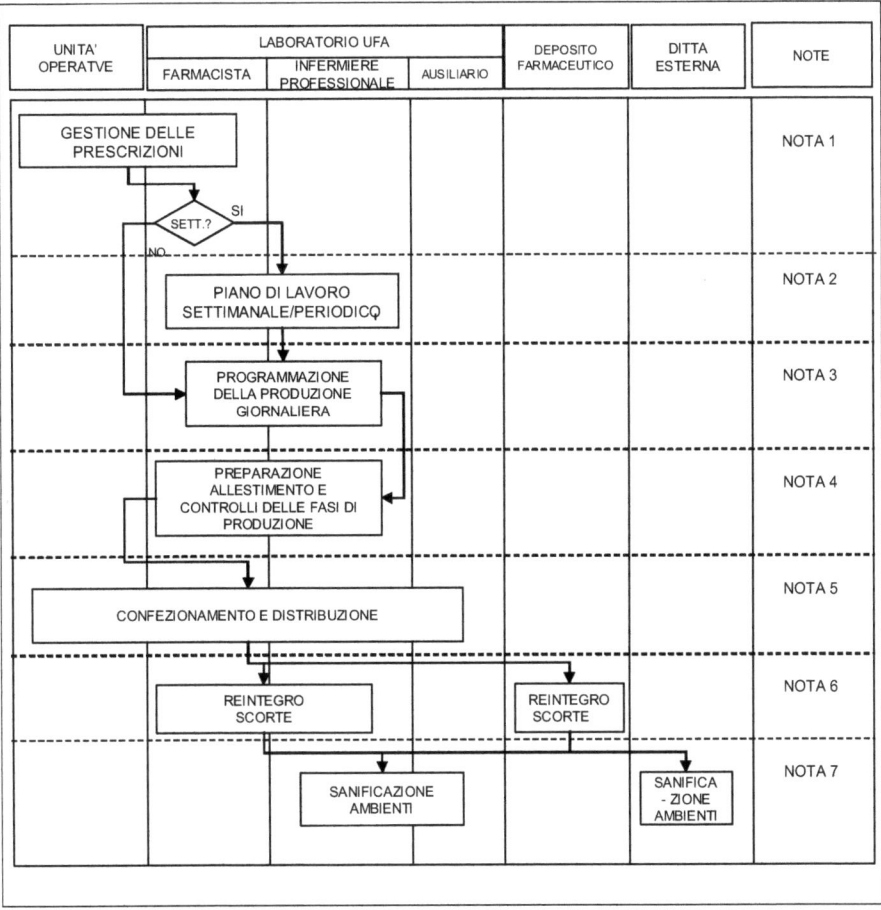

NOTA 1

Le Unità Operative Oncologiche, Ematologiche e gli ambulatori fanno pervenire al Centro U.F.A. le prescrizioni di allestimento F.C.C. tramite modulo predisposto, il giorno prima della somministrazione della terapia oncologica entro l'orario stabilito negli accordi interni con le U.O.

Il Farmacista controlla che la prescrizione sia completa di tutti i dati necessari di seguito riferiti:

+ l'identificazione dell'U.O. richiedente;
+ nome e cognome del paziente;
+ data di somministrazione;
+ data di richiesta e firma del medico;
+ compatibilità del solvente e/o diluente richiesti;
+ dosaggio del preparato;
+ correttezza della via di somministrazione;
+ fattibilità dell'allestimento;

Nel caso la richiesta sia incompleta o non fattibile, si contatta il reparto richiedente, si concordano le eventuali modifiche le quali possono essere apportate dal Farmacista che appone una data e sigla di modifica con il nome del Medico contattato oppure si procede all'invio della richiesta stessa presso l'U.O. per la regolarizzazione.

ALLESTIMENTO F.C.C. IN SPERIMENTAZIONE

La U.O. può allestire anche F.C.C. per sperimentazione clinica. Le modalità operative per la gestione di tali richieste sono riportate nella PR 313.
I moduli di prescrizione per l'allestimento di antiblastici in sperimentazione sono specifici per tale richiesta.

NOTA 2

Le prescrizioni pervenute al centro possono essere giornaliere o settimanali/periodiche. Se la preparazione deve essere allestita entro uno specifico orario di consegna o giornalmente, essa viene inserita nella programmazione giornaliera, se invece è dilazionata entra nella programmazione dei cicli terapeutici dei vari giorni della settimana o del periodo. Una volta effettuato il controllo il Farmacista consegna all'infermiere professionale le prescrizioni settimanali.

NOTA 3

Quotidianamente il Farmacista, supportato dall' I.P., rivede il programma giornaliero, verificandolo con la programmazione settimanale/periodica. In caso di rinvio della terapia la prescrizione viene sospesa.

L'infermiere professionale, in base alle prescrizioni inserite nel programma, emette le etichette da apporre sulla preparazione.

Le prescrizioni, attuate o sospese, vengono archiviate dopo avere registrato sullo specifico date-base gli antiblastici utilizzati per lo scarico a fine mese.

NOTA 4

Prima di entrare nel locale adibito alla manipolazione dei F.C.C è necessario eseguire quanto segue:

Le cappe entro le quali si opera la preparazione devono essere accese ad inizio giornata e l'infermiere professionale che allestisce i F.C.C. deve indossare gli opportuni D.P.I.

L'allestimento dei preparati richiesti avviene secondo tecniche e modalità operative che differiscono a secondo del farmaco da manipolare che sono illustrate nella I.O. 301.

Di ogni prodotto utilizzato per l'allestimento viene annotato, sul Registro Annotazione Prodotti Farmaceutici, il rispettivo numero di lotto.

Il personale addetto all'allestimento dei F.C.C. è sottoposto a specifico treaning di informazione e formazione al fine di raggiungere il profilo professionale richiesto dettagliato nella PR317.

L'infermiere professionale che ha eseguito l'allestimento del F.C.C. deve effettuare i relativi controlli come riportato dettagliatamente nella I.O. 301.

In ottica di sicurezza lo stesso I.P.,che allestisce i F.C.C. annota sul Modulo Esposizione I.P., i mg di farmaco che ha manipolato, allo scopo di consentire il controllo dell'esposizione avvenuta da parte del medico competente.

L'I.P. di turno a fine lavoro annota nel Registro Rapporto Consegne giornaliero il numero di allestimenti di antiblastici effettuati e le ore di esposizione.

NOTA 5

Gli I.P. di supporto confezionano insieme al Farmacista, che controlla, il preparato allestito. Le preparazioni passano tramite il SAS prodotti per essere consegnate al personale autorizzato al ritiro.

Il personale autorizzato, con apposito carrello e contenitore, consegna alle U.O. gli allestimenti, avendo cura di fare firmare, per ricevuta, al personale del U.O. richiedente autorizzato al ritiro, la prescrizione del medico.

NOTA 6

L'I.P. giornalmente provvede a reintegrare le scorte di farmaci e materiali nel locale di allestimento e comunica al Farmacista le necessità per il reintegro delle scorte che viene effettuato dall'infermiere professionale, su indicazione del Farmacista, compilando l'apposito registro di richieste di approvvigionamento.

NOTA 7

Alla fine dei cicli di lavorazione giornaliera vengono effettuate, dall'infermiere professionale, le operazioni di chiusura:

➢ smaltimento di tutti prodotti utilizzati durante l'allestimento delle preparazioni;
➢ chiusura delle cappe secondo istruzioni;
➢ sanificazione ambientale (disinfezione).

La ditta delle pulizie esterna, ad orario concordato, procede alla sanificazione degli ambienti dell'U.F.A. secondo i protocolli messi a disposizione dal Farmacista Responsabile. L'operatore della ditta delle pulizie viene informato e formato dal farmacista responsabile sull'attuazione dei protocolli.

I dettagli in merito alla nota sopra riportata sono riferiti nella IO 301.

6. ARCHIVIAZIONE

Di seguito si riporta l'iter gestionale dei documenti considerati nella presente procedura:

DOCUMENTO	EMESSO	APPROVATO	DISTRIBUITO A	ARCHIVIATO DA	CONSERVAZIONE ELIMINAZIONE
MODULO PRESCRIZIONE DEI C.A.	MEDICO PRESCRITTORE	FARMACISTA LABORATORIO	INFERMIERE PROFESSIONALE	FARMACISTA LABORATORIO	5 ANNI INCENERIMENTO 10 ANNI se c'è un contenzioso
MODULO ESPOSIZIONE I.P.	INFERMIERI PROFESSIONALI	FARMACISTA LABORATORIO	INFERMIERE PROFESSIONALE	FARMACISTA LABORATORIO	5 ANNI INCENERIMENTO
REGISTRO ANNOTAZIONE PRODOTTI FARMACEUTICI	INFERMIERI PROFESSIONALI	FARMACISTA LABORATORIO	INFERMIERE PROFESSIONALE	FARMACISTA LABORATORIO	5 ANNI INCENERIMENTO
REGISTRO GIORNALIERO RAPPORTO CONSEGNE	INFERMIERI PROFESSIONALI	UFFICIO ORG.VO DEL PERSONALE	INFERMIERE PROFESSIONALE	FARMACISTA LABORATORIO	5 ANNI INCENERIMENTO
PRESCRIZIONE DEI C.A. IN SPERIMENTAZIONE	MEDICO SPERIMENTATORE	FARMACISTA LABORATORIO	INFERMIERE PROFESSIONALE	FARMACISTA LABORATORIO	5 ANNI INCENERIMENTO
MODULO RICHIESTA APPROVVIGIONAMENTO	INFERMIERE PROFESSIONALE	INFERMIERE PROFESSIONALE	OPERATORI TECNICI MAGAZZINO	FARMACISTA LABORATORIO	1 ANNO RIFIUTO CARTACEO

7. SINTESI DELLE MODIFICHE

Rev.	Data	Descrizione modifiche
0	01-02-03	Emissione
1	03-06-04	Nessuna
2	20-12-06	Modifica terminologia C.A. con F.C.C.
3	30-12-09	Modifica orario di lavoro

Allegato n.2

UOSD Laboratorio di Galenica Clinica
Farmacia Clinica Ospedale S.Eugenio
Resp.le Dott.ssa Liliana Tirimbelli

VERBALE RIUNIONE DEL ....

Presenti alla riunione:

INFERMIERI

FARMACISTI

MEDICI

Dalle ore .... alle ore ....

ARGOMENTO TRATTATO	SVOLGIMENTO	RESPONSABILITÀ	TEMPI	RAGGIUNGIM ENTO

Resp.le Liliana Tirimbelli

_____

FIRME DEI PRESENTI PER ACCETTAZIONE VERBALE

_____

_____

_____

_____

Allegato n.3

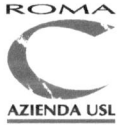 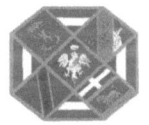

DIPARTIMENTO FARMACEUTICO
REGIONE LAZIO
U.O.C. FARMACIA O.S.E.
TEL 06/51002384
FAX 06/51002381

RICHIESTA MEDICINALI AD ALTO COSTO
MOTIVATA E PERSONALIZZATA PER SINGOLO PAZIENTE

UNITA' OPERATIVA: **CENTRO DI COSTO**:
PAZIENTE:

Cognome

Nome

Letto n.

INDICAZIONE TERAPEUTICA (da scheda tecnica):

SPECIALITA' MEDICINALE:

FORMA FARMACEUTICA: **DOSAGGIO:**

POSOLOGIA:

TOTALE N °UNITA' POSOLOGICHE (fabbisogno massimo per 1 mese):

RELAZIONE CIRCOSTANZIATA:

(dichiarare l'urgenza, l'indispensabilità e l'insostituibilità del farmaco con un analogo sovrapponibile presente in prontuario)

IL MEDICO

DATA RICHIESTA:

_____

(timbro e firma)
Spazio riservato alla Farmacia

```
Data..........................................

SI CHIEDE L'AUTORIZZAZIONE ALL'ACQUISTO DEI
PRODOTTI NON INCLUSI NEL P.T.A. IN ATTESA DELLA
DECISIONE  CHE  ASSUMERA'  LA  COMMISSIONE
TERAPEUTICA.

Prezzo di 1 confezione da ..................: €...............……

Il Direttore di Farmacia          Il Direttore Medico

........................….                  …........................
```

Data di riconsegna
in Farmacia:

Allegato n.4-1

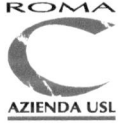

RICHIESTA MOTIVATA

Alla U.O. Laboratorio Galenico Aziendale
Centro Unità Farmaci Antitumorali (UFA)
U.O.C. Farmacia Clinica - Ospedale S.Eugenio
Resp. le Dr. ssa Liliana Tirimbelli
Tel 06.5100.2380

Timbro del Servizio richiedente

Il sottoscritto Dott/Prof.

      dell'U.O.   dichiara di dover utilizzare il farmaco **HERCEPTIN**, **(Trastuzumab)**, per la sig.ra   affetta da **tumore mammario metastatico con iperespressione di HER2, che ha valore + accertato col test di FISH dal laboratorio**

In monoterapia in quanto il/la paziente ricevuto almeno due regimi chemioterapici per la malattia metastatica. La chemioterapia precedentemente somministrata deve aver contenuto almeno una antraciclina e un taxano, tranne nel caso in cui il paziente non sia idoneo a tali trattamenti.I pazienti positivi al recettore ormonale devono inoltre non aver risposto alla terapia ormonale, tranne nel caso in cui il paziente non sia idoneo a tali trattamenti.

☐ **In associazione al paclitaxel** , poiché non è stata sottoposta a chemioterapia per la malattia metastatica e non è indicato per il trattamento con antracicline

☐ **In associazione al docetaxel,** poiché non è stata sottoposta a chemioterapia per la malattia metastatico

☐ **In associazione ad un inibitore della aromatasi** nel trattamento di pazienti in postmenopausa affetti da carcinoma mammario metastatico positivo per i recettori ormonali, non precedentemente trattati con trastuzumab.

Con la posologia approvata dal Ministero della Salute:

☐ **dose di carico** iniziale **mg** (4 mg/Kg trattamento settimanale e 8 mg/Kg trisettimanale)

☐ **dose settimanale mg** (2 mg/Kg Kg trattamento settimanale e 8 mg/Kg trisettimanale)

Il sottoscritto si impegna a comunicare tempestivamente alla farmacia ogni variazione di posologia e l'interruzione del trattamento

Il Richiedente:

Data:

Allegato n.4-2

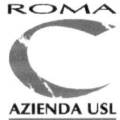

ROMA
AZIENDA USL

RICHIESTA MOTIVATA

	Timbro del Servizio richiedente
Alla U.O. Laboratorio Galenico Aziendale **Centro Unità Farmaci Antitumorali (UFA)** **U.O.C. Farmacia Clinica - Ospedale S.Eugenio** **Resp. le Dr. ssa Liliana Tirimbelli** **Tel 06.5100.2380**	

Il sottoscritto Dott/Prof   dell'U.O.   dichiara
di dover utilizzare il farmaco **VELCADE**, (**Bortezomib**), per il/la sig.re/a
      affetto/a da **mieloma multiplo in progressione, pur avendo ricevuto almeno
una precedente linea di trattamento con**

  già sottoposto/a a trapianto di midollo osseo
  non candidabile a trapianto di midollo osseo.

Con la posologia approvata dal Ministero della Salute per ciclo di terapia:

mg 1,3 mg/mq 2 volte a settimana   per 2 settimane, seguita da interruzione di 10
giorni per 3 settimane.

Il sottoscritto si impegna a comunicare tempestivamente alla farmacia ogni
variazione di posologia e l'interruzione del trattamento

Il Richiedente: Data:

Allegato n.5-1

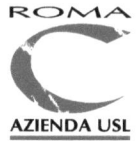 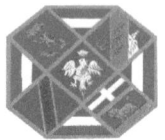

REGIONE LAZIO
U.O.S.D. LABORATORIO DI GALENICA CLINICA
Resp.le Dr.ssa Liliana Tirimbelli
TEL. FAX: 06/51002380

RICHIESTA MEDICINALI
NON INCLUSI NEL PRONTUARIO TERAPEUTICO AZIENDALE (P.T.A.)

Il sottoscritto Prof./Dott.
Resp. le della U. O.   **Centro di costo:**
CHIEDE di provvedere all'acquisto della
SPECIALITA' MEDICINALE:
FORMA FARMACEUTICA: Fiala   **DOSAGGIO:**

TOTALE FIALE (fabbisogno presunto per max 1 mese):

da somministrare, previo allestimento da parte della U.O Laboratorio Galenico
Aziendale a seguito di richiesta personalizzata, a pazienti affetti dalla seguente
patologia:
Non essendo il farmaco sovrapponibile ad altro presente in Prontuario
Terapeutico Aziendale, si dichiara
l'urgenza, l'insostituibilità e l'indispensabilità dello stesso.

Il Resp. le U.O.

(timbro e firma)

DATA RICHIESTA:

Spazio riservato alla Farmacia

Data _____

SI CHIEDE L'AUTORIZZAZIONE ALL'ACQUISTO DEI
PRODOTTI NON INCLUSI NEL P.T.A. IN ATTESA DELLA
DECISIONE CHE ASSUMERA' LA COMMISSIONE
TERAPEUTICA AZIENDALE.

Prezzo unitario fiala: € _____

Resp.le U.O. Lab. Gal. Az.   Il Direttore Medico

_____   _____

Data di riconsegna in
Farmacia:

_____

Allegato n.5-2

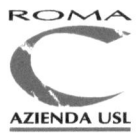

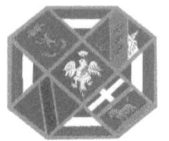

REGIONE

LAZIO

U.O.S.D. LABORATORIO DI GALENICA CLINICA

Resp.le Dr.ssa Liliana Tirimbelli

TEL. FAX: 06/51002380

Resp.le Dr.ssa Liliana Tirimbelli

Al PRESIDENTE DELLA: Commissione Terapeutica Aziendale (CTA)

Alla Segreteria della: CTA

TIMBRO STRUTTURA DI APPARTENENZA

RICHIESTA DI INSERIMENTO DI NUOVO PRINCIPIO ATTIVO NEL PRONTUARIO TERAPEUTICO AZIENDALE (PTA)

Il Direttore della UOC	**Dr./Prof.**
Il Responsabile Centro di Costo	**Dr./Prof.**
Il Direttore del Presidio	**Dr./Prof.**

CHIEDE

L'inserimento nel PTA della AUSL ROMA C del seguente principio attivo:

Principio attivo	IM EV Orale Dermica Topica
Via di somministrazione	Specificare
Forma farmaceutica	Specificare
Dosaggio	

Si allega documentazione tecnica scientifica e relativa bibliografia

DATA   Firma

Classificazione del prodotto (a cura della CTA)

ATC	CODICE Ministeriale	CLASSE C.U.F.	Prezzo

DECISIONE CTA   **Approvato**   **Non Approvato**

Motivazione della decisione

Allegato n.5-3

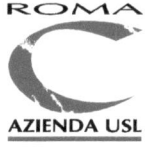

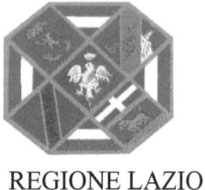

REGIONE LAZIO

UOSD Laboratorio Galenico Aziendale
Resp.le Dr.ssa L. Tirimbelli
Tel: 06 51002380
FAX 06 51002381

Roma:

   Prot.   Lab. Gal.

Al Direttore UOC ABS AUSL ROMA C

SEDE

Oggetto: acquisizione urgente medicinali non presenti in PTA.

Al fine di garantire l'assistenza terapeutica ai pazienti affetti da tumore ricoverati e in DH ,si chiede di provvedere,nelle more dell'espletamento della nuova gara centralizzata regionale ,all'acquisizione urgente dei medicinali di seguito indicati,richiesti a questa U.O. Laboratorio Galenica Aziendale da parte dei Medici responsabili e indicati indispensabili e insostituibili per le terapie onco-ematologiche:

40

Principio Attivo	Forma farmaceutica	Fabbisogno	Ditta	Prezzo offerto dalla Ditta

Dr.ssa Liliana Tirimbelli
Resp.le UO Laboratorio Galenico Aziendale

Allegato n.6

REPORT TRIMESTRALE

ELENCO DEI MEDICINALI OFF LABEL EROGATI DALLA ASL ROMA C UTILIZZATI PER L'ALLESTIMENTO DI PREPARATI GALENICI MAGISTRALI

Presidio Ospedaliero/Distretto   **Anno**   **Trimestre**

NOME COMMERCIALE	PRINCIPIO ATTIVO	UTILIZZO OFF LABEL	CENTRO PRESCRITTORE	N° PEZZI (unità dose)	SPESA TOTALE (IVA COMP.)

Data   **Firma e timbro Direttore**

Farmacia

Allegato n.7

ALLESTIMENTO TERAPIA ONCOLOGICA
Prescrizione galenica magistrale

Timbro della Unità Operativa **Centro di costo codificato**	**Alla U.O. Laboratorio Galenico Aziendale** **Centro Unità Farmaci Antitumorali (UFA)** **U.O.C. Farmacia Clinica - Ospedale S.Eugenio** **Resp. le Dr. ssa Liliana Tirimbelli** **Tel - Fax: 06/51002380**

Dati del paziente

Cognome _____ Nome _____

Sesso: **M   F**

Età _____ Superficie corporea m^2 _____

Diagnosi
_____

_____

Protocollo Terapeutico _____ Ciclo Terapeutico

_____

RISERVATO ALLA FARMACIA	PRINCIPIO ATTIVO	Dose mg	DILUIRE q. b. a ml				
			Acqua p.p.i.	Sodio Cloruro 0,9 % soluzione	Glucosio 5% soluzione	Ringer Lattato	Solvente proprio

<u>Da somministrare per via:</u>

IM   EV   EV c/INFUSOR   ml/h   per gg in ml TOT
SC   ENDOVESCICALE   INTRATECALE   INTRAPERITONEALE

Principio attivo (specificare) _____**da allestire entro le ore**

Terapia da somministrarsi nei giorni

Data:

Timbro e Firma del Medico Prescrittore

Firma del Farmacista

_____   _____

Allegato n.8

MODALITÀ DI PREPARAZIONE E ALLESTIMENTO ANTIBLASTICI

ISTRUZIONE OPERATIVA

INDICE:	DISTRIBUITA A:
1 - Campo di applicazione	- Direttore del Dipartimento Farmaceutico
2 - Scopo	- Rappresentante della Direzione
3 - Documenti di riferimento	- Referenti per la Qualità :Area H
4 - Definizioni e abbreviazioni	- Farmacisti dell'U.O. Laboratorio
5 - Modalità Operative	Galenico Aziendale
6 - Archiviazione	- R.A.Q. del D.F.
7 - Sintesi delle Modifiche	- Infermieri Professionali Centro MIV

Rev. 0	01/02/03	Resp.le U.O. Laboratorio Galenico Aziendale Farmacisti U.O. Laboratorio Galenico Aziendale Infermieri Professionali U.O. Laboratorio Galenico Aziendale	RAQ	D.D.F.
Rev.1	03-06-04	Resp.le U.O. Laboratorio Galenico Aziendale Farmacisti U.O. Laboratorio Galenico Aziendale Infermieri Professionali U.O. Laboratorio Galenico	RAQ	D.D.F.

Rev.2	30-12-09	Resp.le U.O. Laboratorio Galenico Aziendale Farmacisti U.O. Laboratorio Galenico Aziendale Infermieri Professionali U.O. Laboratorio Galenico	RAQ	D.D.F.
Revisione	**Data**	**PREPARATO DA**	**VERIFICATO DA**	**APPROVATO DA**

1. CAMPO DI APPLICAZIONE

Questa istruzione operativa viene utilizzata dagli operatori sanitari dell'U.O. Laboratorio Galenico Aziendale per l'allestimento dei farmaci antiblastici nell'UFA.

2. SCOPO

Lo scopo della presente I.O. è di descrivere le modalità operative e le responsabilità degli operatori che allestiscono i farmaci antiblastici.

3. DOCUMENTI DI RIFERIMENTO

ISO 9001 *"Sistema di gestione per la qualità – requisiti"* UNI – Milano 2000 Manuale della Qualità del Dipartimento Farmaceutico.

- "Documento di linee guida per la sicurezza e la salute dei lavoratori esposti a chemioterapici antiblastici in ambiente sanitario" Provv. 5/8/1999 – GU 236

- Testo Unico sulla sicurezza Dr.Lo n.81/2008

- Linee-Guida SIFO "Terapie antiblastiche – Aspetti farmaceutici dell'allestimento" a cura di F. Goffredo

- "Norme per la buona fabbricazione e per il controllo di qualità dei medicamenti" - Farmacopea Ufficiale della Repubblica Italiana ultima edizione.

- Raccolta delle schede tecniche/informative

- "Procedure per una corretta manipolazione di farmaci Chemioterapici Antiblastici" a cura di L.Tirimbelli e P. Nescatelli – Faulding - 2000

4. DEFINIZIONI E ABBREVIAZIONI

MQ : Manuale Qualità
PR : Procedure
IO : Istruzioni Operative
RAQ : Responsabile Assicurazione Qualità
UUOO : Unità Operative
FU: Farmacopea Ufficiale Vigente
C.A. Chemioterapici Antiblastici
I.P. Infermieri Professionali
D.M. Dispositivi Medici
D.P.I. Dispositivi di Protezione Individuale

U.F.A. Unità Farmaci Antitumorali

SIFO: Società Italiana di Farmacia Ospedaliera

PA: Principio Attivo

D.D.F. Direttore del Dipartimento farmaceutico

R.Q. Referente Qualità

H Ospedale

5. MODALITÀ OPERATIVE E RESPONSABILITA'

5.1 PRINCIPI GENERALI PER L' ACCESSO AI LOCALI

Si ricorda a tutti gli operatori assegnati alla U.O.S.D. Laboratorio di Galenica Clinica Aziendale che l'accesso ai locali adibiti a laboratori è vietato al personale non autorizzato .

Prima di accedere nei locali dell'UFA tutti gli operatori devono:

▪ indossare, nel "SAS materiali", la cuffia di protezione per i capelli e gli zoccoli antistatici;

▪ entrare, nel "SAS personale", senza orecchini, anelli e/o qualsiasi veicolo di inquinamento microbiologico;

▪ eseguire un adeguato lavaggio antisettico delle mani;

▪ indossare i mezzi di protezione individuale (D.P.I.): cuffia per protezione capelli, calzari PVC, divisa in TNT, camice in TNT , mascherina FFP3SL, guanti monouso.

Gli operatori che allestiscono i CA devono indossare:

▪ il camice lungo monouso in T.N.T. sterile rinforzato sulle maniche e sul davanti con polsini elastici in maglia il quale deve essere indossato sulla divisa in T.N.T;

▪ guanti sterili specifici per la manipolazione dei C.A.

5.2. COMPITI DEGLI INFERMIERI PROFESSIONALI

Compiti degli Infermieri Professionali (Turno Mattina 07,00 -13.00)

Infermieri Professionali di turno sono 3: A-B Operatori che allestiscono, C Operatore di supporto.

Ore 07.10

- apertura area operativa (chiave N. 15 nella bacheca farmacia)

- accensione delle due cappe da parte di uno degli infermieri di turno, almeno 30 minuti prima dell'inizio del lavoro (togliere il pannello di protezione e girare la chiave da 0 a 1 e attendere il funzionamento);

- controllo delle eventuali richieste urgenti pervenute;

Ore 07.30:

Operatori A e B procedono alla vestizione come sopra indicato e:

- controllano il materiale che servirà per l'allestimento (farmaci a temperatura controllata e farmaci per le urgenze);

- preparano il piano di lavoro all'interno della cappa nel seguente modo:

➢ 1 telino sterile a tre strati tali da coprire il piano di lavoro facendo attenzione a non ostruire le griglie laterali

➢ tamponi sterili

➢ contenitore con alcool etilico al 70°

➢ aghi sterili monouso

➢ connettore sterile (clave connector o clearlink)

➢ ago filtro (codan spike)

➢ contenitore rigido per rifiuti tossici e nocivi

➢ calcolatrice (per un ulteriore controllo sulle quantità del farmaco da allestire)

➢ spillatrice

➢ flacone di vetro vuoto per prevuotamenti

➢ capsula con garza imbevuta di acqua e ipoclorito di sodio al 10%, per eventuale decontaminazione della cappa.

- A e B iniziano ad allestire le preparazioni controllando con accuratezza sia le quantità di farmaco sia i diluenti;

- Operatore A: allestisce le terapie , lavorando sempre monofarmaco

- Operatore B: allestisce i farmaci richiesti ad orario ed i farmaci ancillari (calcio levofolinato, mesna);

- Operatore C: sarà sempre presente nella stanza di lavoro, dietro gli operatori che lavorano sotto le cappe, aiutcrà gli stessi qualora abbiano bisogno di nuovo materiale permettendo una migliore esecuzione del lavoro e una più rapida consegna delle terapie oncologiche.

• Al termine del lavoro l'operatore C e un farmacista provvedono al confezionamento e al controllo delle preparazioni allestite

• A e B provvedono alla decontaminazione delle cappe (ancora accese) con garze sterili orlate (garze non orlate potrebbero intasare i filtri HEPA situati sotto il piano di lavoro) procedendo come segue:

1. disinfettare la parte interna del vetro con alcool etilico 70°;

2. pulire le pareti della cappa dall'alto verso il basso, il piano di lavoro e tutti i suppellettili presenti all'interno con acqua e poi con una garza imbevuta di Fenplus 0,4% ;

3. infine la cappa deve rimanere in aspirazione per 30 minuti;

4. spegnere la cappa (girare la chiave da 1 a 0), applicare il pannello di protezione e accendere gli U.V.;

5. una cappa viene lasciata aperta per eventuali urgenze e spenta solo a fine giornata.

Le modalità operative di cui sopra sono riportate nel Protocollo di Disinfezione U.F.A. e nel Protocollo Gestione cappe a flusso laminare.

Gli operatori A, B e C terminato il lavoro, possono a turno, usufruire di una pausa .

Dopo la pausa, gli operatori di turno provvedono all'organizzazione del lavoro per il giorno successivo:

1. compilano le etichette relative alle prescrizioni, precedentemente controllate dal farmacista, eseguendo un ulteriore controllo delle stesse

2. trascrivono, nell'apposita modulistica, i dosaggi dei farmaci necessari, suddividendoli per reparto

3. riportano su un modulo il numero del lotto del medicinale per la tracciabilità,

4. attaccano le etichette sui flaconi o minibags indicati nelle richieste

5. compilano l'apposita modulistica per gli ordini del materiale e dei farmaci

6. scaricano nel file specifico il materiale e i farmaci pervenuti al centro

7. riordinano l'Unità Operativa

8. ogni sabato l'infermiere di turno esegue lì inventario dei medicinali per l'eventuale riordino.

Compiti del Farmacista

- Addestra, insieme agli infermieri già formati, i nuovi infermieri all'allestimento dei C.A. al fine di raggiungere il profilo professionale richiesto, dettagliato nella PR 201.

- Consegna agli infermieri formati l'attestato di formazione avendo cura di fare firmare il ricevente

- Riceve ed esamina le prescrizioni di allestimento di CA verificando l'appropriatezza terapeutica nel seguente modo :

➢ controlla l'esatta compilazione della richiesta;
➢ controlla la corrispondenza tra diagnosi e protocollo terapeutico;
➢ evidenzia, accanto ad ogni principio attivo, i ml di farmaco in soluzione corrispondenti ai mg richiesti;
➢ controlla la compatibilità tra il principio attivo e il solvente e/o il diluente richiesto;
➢ controlla che i mg prescritti rientrino nei limiti di "dosaggio standard";
➢ vidima l'effettuato controllo della richiesta;
➢ contatta il medico prescrittore in caso di non conformità della prescrizione;
➢ verifica la correttezza della via di somministrazione

- Provvede al confezionamento e al controllo delle preparazioni allestite;

- Firma la consegna e fa firmare chi ritira;

- Archivia le prescrizioni dei farmaci soggetti a Sperimentazione, consegna agli infermieri le prescrizioni dei giorni successivi;

- Scarica i consumi giornalieri di tutti i farmaci utilizzati e registra le preparazioni, suddivise per reparto, su specifico data-base;

- Provvede alle gestione (ordinazione, stoccaggio e consegna agli operatori) sia dei farmaci soggetti a richiesta motivata, sia di quelli reperibili all'estero, sia di quelli soggetti a sperimentazione;

- Trascrive, a fine lavoro, su apposito data – base i nomi dei pazienti che faranno la terapia il giorno dopo, suddividendoli per reparto, riportando a fianco di ciascuno, il numero di preparazioni, il medicinale da utilizzare ed evidenziando eventuali orari di consegna.

- Convoca mensilmente il personale al fine di pianificare le attività da svolgere, redigendo per ogni riunione un verbale che viene approvato con firma dal farmacista stesso.

Inoltre il Farmacista riordina le scorte dei medicinali ,controlla l'arrivo e lo stoccaggio del medicinale.

SMALTIMENTO DEI RIFIUTI TOSSICI

Tutto il materiale utilizzato durante la manipolazione degli antiblastici è da considerare potenzialmente contaminato e, pertanto, eliminato separatamente in contenitori rigidi, ermeticamente chiusi, i quali vanno riposti in altri contenitori in cui viene apposto una etichetta che indica la tipologia del rifiuto e la data in cui è stato effettuato. I contenitori vengono ritirati giornalmente dalla ditta specializzata preposta.

Le operazioni di cui sopra sono riportata nel Protocollo Smaltimento Rifiuti U.F.A.

Ogni operatore che si assenta dal luogo di lavoro, al di fuori delle pause concordate, deve comunicarlo al farmacista di turno.

ARCHIVIAZIONE

Di seguito si riporta l'iter gestionale dei documenti considerati nella presente procedura:

DOCUMENTO	PREPARATO		APPROVATO	DISTRIBUITO A	ARCHIVIATO DA	CONSERVA-ZIONE ELIMINA-ZIONE
Modulo prescrizione dei C.A.	Medico prescrittore	Farmacista laboratorio	Infermiere professionale	Farmacista laboratorio	5 anni Incenerimento 10 anni se c'è contenzioso	Modulo prescrizione dei c.a.
Protocollo di Disinfezione U.F.A.	Resp.le U.F.A.	RAQ	DDF	I.P.	Farmacista	Apposito raccoglitore Fino a nuova revisione
Protocollo Gestione cappe a flusso laminare	Resp.le U.F.A.	RAQ	DDF	I.P.	Farmacista	Apposito raccoglitore Fino a nuova revisione
Protocollo Smaltimento Rifiuti U.F.A.	Resp.le U.F.A.	RAQ	DDF	I.P.	Farmacista	Apposito raccoglitore Fino a nuova revisione
Verbale riunioni mensili	Farmacista	Farmacista	Farmacista	I.P.	Farmacista	Apposito raccoglitore 5 anni
Prescrizione dei C.A. In sperimen tazione	Medico sperimenta tore	Farmacista laboratorio	Infermiere professio nale	Farmacista laboratorio	5 anni Incenerimento	Prescrizione dei c.a. In sperimenta-zione

7. SINTESI DELLE MODIFICHE

Rev.	Data	Descrizione modifiche
0	01-02-03	Emissione
1	03-06-04	
2	30-12-09	

Firma per presa visione degli Infermieri Professionali dell'U.F.A.

1...

2...

3...

Allegato n.9 STABILITA' E CONSERVAZIONE DEI CTA

PRINCIPIO ATTIVO	CONC.	DILUENTE	CONSERVAZIONE	OSSERVAZIONI
Asparaginasi	da 1000 a 2500 UI/ml	siringa	**15 minuti** a 25° C	incompatibile con la gomma dello stantuffo
BCG		siringa	**8 ore a 25° C** perdita protetto dalla luce	
Bevacizumab	1,4 - 16,5 mg/L	solo NaCl 0,9%	**48 ORE a 2° - 8° C**	
Bleomicina	150 mg/L	solo NaCl 0,9%	**10 gg** a **4° - 8° C** al riparo dalla luce	
Bortezomib	da 500 mg a 2,4 g/L	NaCl 0,9%	**8 ore a 25° C** sal riparo dalla luce	
Busulfano	500 mg/L	Glucosio 5% e NaCl 0,9%	**8 ore a 25° C** compreso il tempo d'infusione **12 ore a 8° C + 3 h a 20° C** compreso il tempo d'infusione	
Carboplatino	da 500 mg a 2,4 g/L	Glucosio 5%	**10 gg** a **4° - 25° C** protetto dalla luce	
Carmustina	100 mg /L	Glucosio 5% e NaCl 0,9%	**90 min** a 25° C protetto dalla luce	
	500 - 1000 mg/L	Glucosio 5% e NaCl 0,9%	**3 ore** a 25° C protetto dalla luce	
Cetuximab	2000 mg/L	no diluito	**24 h** a **4° - 8° C**	
Ciclofosfamide		Glucosio 5% e NaCl 0,9%	**4 gg** a 4° C	

Cisplatino	1000 mg - 600 mg / L	solo NaCl 0,9%	**6 gg** a T° ambiente protetto dalla luce	
	500 mg - 100 mg / L	solo NaCl 0,9%	**2 gg** a T° ambiente protetto dalla luce	
Citarabina	fino a 500 mg	NaCl 0,9%	**24 ore 25° C** protetto dalla luce	
	da 1,25 g a 32 g/L	NaCl 0,9%	**7 gg** a 4° C protetto dalla luce	
Cladribina	da 16 mg a 24 mg/L	solo NaCl 0,9%	**10 gg** a 4°- 18° C	
Clormetina clor.	1 mg/ml	siringa	**15 minuti** a 25° C	
Dacarbazina	da 1 g a 3 g/L	NaCl 0,9% e GLUC 5%	**24 h** a 4° - 25° C schermata	
Daunorubicina Cl.	da 100 mg a 2 g/L	NaCl 0,9%	**5 gg** a 4° C protetto dalla luce	
Docetaxel	**0,3 mg - 0,74 mg /ml**	NaCl 0,9% e GLUC 5%	**4 h** a 25° C schermato	rispettare assolutamente il range di concentrazione
Doxorubicina Clor	da 100 mg a 2 g/L	NaCl 0,9% e GLUC 5%	**7 gg** a 4° C protetto dalla luce	
Doxorubicina Lipo		solo GLUC 5%	**24 h** a 2° - 8° C	
Epirubicina		NaCl 0,9% e GLUC 5%	**almeno 7 gg** a 4 C° e protetta dalla luce	
Etoposide	0,4 mg/ml	NaCl 0,9% e GLUC 5%	**24 ore , ma può precipitare in qualsiasi momento**	

	0,2 mg/ml	NaCl 0,9% e GLUC 5%	**4 gg, ma può precipitare comunque**	
Fludarabina	0,04 mg/L	NaCl 0,9% e GLUC 5%	**48 h** a 4° - 25° C	
Fluorouracile	1,5-10 g/L	NaCl 0,9% e GLUC 5%	**10 giorni** a 25° C schermato	
Fotemustine	0,8mg - 2 mg /ml	solo GLUC 5%	**8 h** al riparo dalla luce	**NON USARE AGO-FILTRO DILUIRE** solo in **GLUCOSIO 5%**
Ganciclovir	da 280 mg a 10 g/L	Glucosio 5% e NaCl 0,9%	**5 gg** a 2° - 8° C senza perdita	
Gemcitabina	da100 mg a 10 g/L	Glucosio 5% e NaCl 0,9%	**7 gg** a 25° C protetto dalla luce	
Idarubicina	100 mg/L	tutti solventi	**7 gg** a 25° C protetto dalla luce	
	10 mg/L	tutti solventi	**72 h** a 25° C protetto dalla luce	
Ifosfamide	da 600 mg/L a 16 g/L	Glucosio 5% e NaCl 0,9%	**7 gg** a 25°C	
Irinotecan Clor.	da 120 mg a 1,1 g/L	NaCl 0,9%	**24 h** a 25° C protetto dalla luce	la soluzione in NaCl 0,9% non può essere refrigerata
	da 120 mg a 1,1 g/L	Glucosio 5%	**48 h** a 2° - 8° C protetto dalla luce	
Melphalan	da 40 mg/L a 400 mg/L	Glucosio 5% e NaCl 0,9% e Ringer lattato	**1 h** a 25 C°	non refrigerare

Methotrexato	da 225 mg/L a 24 g/L	Glucosio 5% e NaCl 0,9% e	**7 gg** a 2° - 8° C protetto dalla luce	
Mitomicina	400 mg/L	NaCl 0,9%	**8 h** a 2° - 8° C protetto dalla luce	
	1000 mg/L	APPI	**8h** a 2° - 8° C protetto dalla luce	

Mitoxantrone	da 20 a 500 mg/L	NaCl 0,9% o Glucosio 5%	**5 gg** a 4° C protetto dalla luce	
	5 mg/L	NaCl 0,9% o Glucosio 5%	non è stata osservata decomposizione dopo 48 h	
Oxaliplatino	uguale o inferiori a 0,2 mg/ml	Glucosio 5%	**24 h** a 2° - 8° C°	Non usare mai NaCl 0,9%
Paclitaxel	300- 900 mg/L	NaCl 0,9% o Glucosio 5%	**3 gg** a 22 C°	
Pemetrexed		solo 100 ml di NaCl 0,9%	**24 h** a 4° - 25° C	
Rituximab	1000 - 4000 mg / L	NaCl 0,9% o Glucosio 5%	**12 h** a T° ambiente e **24 h** a 4° - 8° C	trattare con cura - non agitare
Thiotepa	1000 - 3000 mg/L	NaCl 0,9% o Glucosio 5%	**24 h** a T° ambiente e **48 h** a 4° - 8° C	
	500 mg / L	NaCl 0,9% o Glucosio 5%	meno di **8 h** a T° ambiente	Instabile

Topotecan	50 e 25 mg/L	Glucosio 5% o NaCl 0,9%	**7 gg** a 5 C° e schermato	
Trastuzumab		Solo NaCl 0,9%	**24 h** a 2° - 25° C°	

		100.250 ml Glucosio 5%	**24 h a** T° ambiente e	
Triossido di Arsenico	0,5 1 g/L	o NaCl 0,9%	**48 h a** 4° - 8° C	

	2 - 5	Glucosio 5%		concentrazioni superiori
Vinblastina	mg/L	o NaCl 0,9%	**7 gg** 4° - 25° C	sono meno stabili

	25 - 150		**7 gg** a 4 C° protetta	
Vincristina	ml/L	NaCl 0,9%	dalla luce	in siringa

	500	Glucosio 5%	**24 h** a 4° - 8° C	
Vindesina	mg/L	o NaCl 0,9%	protetta dalla luce	

		Glucosio 5%	**24 h** a 4° - 8° C	
Vinorelbina	500ml/L	o NaCl 0,9%	protetta dalla luce	

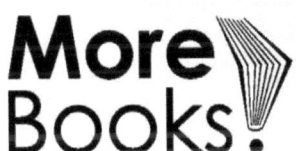
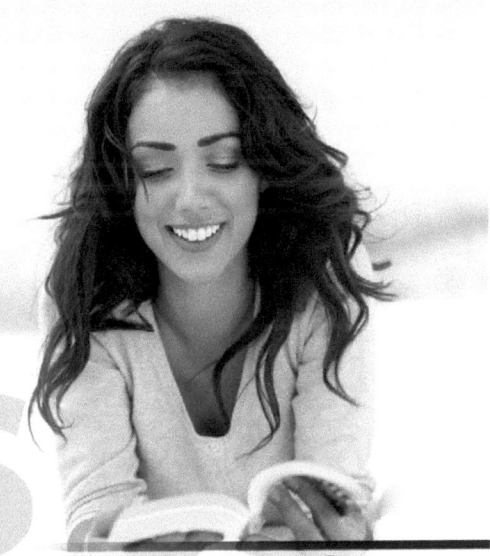
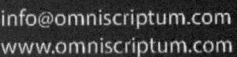
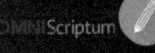

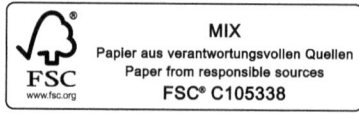
Printed by Books on Demand GmbH, Norderstedt / Germany